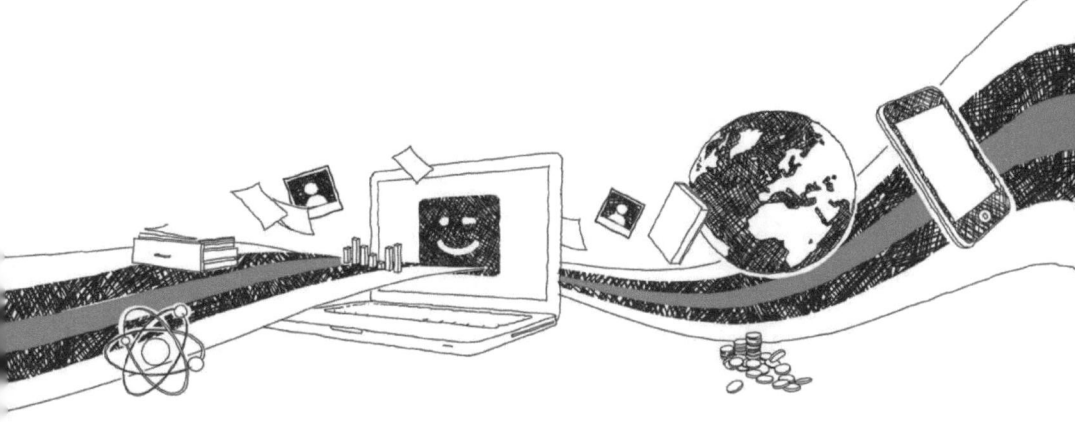
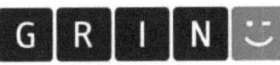

Klinische Psychologie. Risiko- und Schutzfaktoren psychischer Erkrankungen

Auswirkung: Soziale Unterstützung und dysfunktionaler Kognitionen auf psychischer Störungen. Diagnostischer Prozess

Stefan Gruber

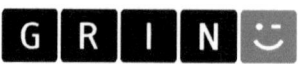

Bibliografische Information der Deutschen Nationalbibliothek:

Die Deutsche Nationalbibliothek verzeichnet diese Publikation in der Deutschen Nationalbibliografie; detaillierte bibliografische Daten sind im Internet über http://dnb.d-nb.de abrufbar.

ISBN: 9783346436832
Dieses Buch ist auch als E-Book erhältlich.

Druck und Bindung: Books on Demand GmbH, Norderstedt Germany
Gedruckt auf säurefreiem Papier aus verantwortungsvollen Quellen

Das vorliegende Werk wurde sorgfältig erarbeitet. Dennoch übernehmen Autoren und Verlag für die Richtigkeit von Angaben, Hinweisen, Links und Ratschlägen sowie eventuelle Druckfehler keine Haftung.

Das Buch bei GRIN: https://www.grin.com/document/1031270

Inhaltsverzeichnis

Abbildungsverzeichnis

1. Risiko und Schutzfaktoren psychischer Erkrankungen

Bis in die 1960er Jahre existierte in der Psychoanalyse mehrheitlich die Meinung, dass psychische Erkrankungen unabhängig von äußeren Einflüssen entstehen. Derzeit besteht allerdings die Ansicht, dass sich psychische Erkrankungen von äußeren Umständen ableiten können.[1]

Die Epidemiologie psychischer Störungen untersucht die Entstehung und Häufigkeit psychischer Abnormalitäten. Geschätzt wird, dass 50% aller Menschen in ihrem Leben einmal persönliche Erfahrungen mit einer psychischen Erkrankung machen. Diese umfassen affektive Störungen (z.B. Depressionen), somatoforme Störungen (z.B. Schmerzstörungen), Substanzstörungen (z.B. Substanzmissbrauch) oder Angststörungen.[2] Der Grund für psychische Störungen liegt in einer unnormalen Reifung neuronaler Verbindungen im Gehirn. Die meisten psychischen Erkrankungen werden im Erwachsenenalter festgestellt. Die Entstehung dieser beginnt in der Regel aber schon früher. 70% der erkrankten Erwachsenen hatten bereits in der Kindheit oder in der Jugend die ersten Symptome. Es wird angenommen, dass bereits im Uterus die Basis für eine psychische Erkrankung gelegt werden kann. Bei Angststörungen ist erkennbar, dass Erwachsene, die unter Angststörungen leiden, bereits überwiegend in ihrer Kindheit zu Ängsten neigten. Auch bei Schizophrenie wird vermutet, dass sich diese bereits im Uterus oder kurz nach der Geburt bildet. Risikofaktoren, die zu einer psychischen Erkrankung führen können, sind z.B. Stress, falsche Ernährung (z.B. Einnahme von zu wenigen Vitaminen) oder virale Infekte in der Schwangerschaft (Folgen für das ungeborene Kind). Haben Frauen hormonelle Veränderungen, steigt das Risiko an einer Depression oder Angststörung zu erkranken (doppelt so hohes Risiko als Männer). Hormonelle Veränderungen beeinflussen die Amygdala (=Teil des limbischen Systems im Gehirn). Forscher haben bewiesen, dass bei emotionalen Reizen die Amygdala eine größere Aktivität auslöst.[3]

Bindungsforschungen zeigen, das Erfahrungen, die in der Kindheit gemacht wurden, wesentlichen Einfluss auf die spätere Persönlichkeit nehmen können. Kinder, bei denen ein Bindungsbruch stattfand (z.B. eine Bindungsperson wie eine Mutter vernachlässigt ihr Kind) haben ein höheres Risiko an einer späteren psychischen Störung wie Depression, Borderline, Agoraphobie oder starker Einsamkeit zu leiden.[4]

---

[1] Vgl. Häfner et al. 2001.
[2] Vgl. Jacobi und Kessler-Scheil 2013, S. 194.
[3] Vgl. Ameri 2013.
[4] Vgl. Häfner et al. 2001.

Es existieren bereits gut beobachtete psychosoziale Risikofaktoren, die anhand empirischer Studien wissenschaftlich belegt sind. Eine Übersicht über diese bietet die folgende Grafik von Hoffmann (1996) und Egle (1997).[5]

Tabelle 1
Psychosoziale Risikofaktoren für die Entstehung psychischer Störungen
(mod. nach Hoffmann u. Egle 1996; Egle et al. 1997)

- Chronische Disharmonie und Beziehungspathologie innerhalb der Familie
- Psychische Störungen der Mutter oder des Vaters
- „Häufig wechselnde frühe Beziehungen"
- Kriminalität oder Dissozialität eines Elternteils
- Schwere körperliche Erkrankungen der Mutter oder des Vaters
- Schlechte Schulbildung der Eltern
- Große Familien
- Wenig Wohnraum
- Verlust der Mutter
- Allein erziehende Mutter
- Mütterliche Berufstätigkeit im ersten Lebensjahr
- Autoritäres väterliches Verhalten
- Schlecht ausgeprägte Kontakte zu Gleichaltrigen
- Altersabstand zum nächsten Geschwister geringer als 18 Monate
- Unerwünschtheit
- Uneheliche Geburt
- Junge Mütter bei Geburt des ersten Kindes
- Ernste oder häufige Erkrankungen in der Kindheit
- Sexueller und/oder aggressiver Missbrauch
- Niedriger sozioökonomischer Status
- Kontakte mit Einrichtungen der „sozialen Kontrolle"
- Hoher Gesamtrisikoscore/stärkere frühkindliche psychosoziale Belastung

Abbildung 1: Psychosoziale Risikofaktoren für die Entstehung psychischer Störungen
Quelle: Psychosoziale Risiko- und Schutzfaktoren für psychische Störungen: Stand der Forschung (Häfner)

Eine Studie, nämlich das Mannheimer Kohortenprojekt (2000) zeigt, dass ein Zusammenhang zwischen einem Elternverlust und einem späteren negativen psychischen Verlauf existiert.[6] Dieser Verlust eines oder beider Elternteile auf die Psyche wurde auch von Breier et al. (1988)[7] auf Basis der „Home Life and Personal Adaptation" Skala untersucht. Der Wegfall hatte aber in der Regel erst Folgewirkungen, wenn auch das direkte soziale Umfeld keine positiven Wirkungen auf das Kind hatte. Die Untersuchung von Breier et al. verdeutlichte im Gegensatz zu dem Mannheimer Kohortenprojekt, dass es nicht nur um den Verlust geht, sondern auch ob und wie die verlorene Person ersetzt wird. Die Rostocker Längsschnittstudie[8] zeigte, dass neben dem Umfeld auch sozioökonomische Kriterien wichtig sind. Kinder, die bereits in den frühkindlichen Phasen in benachteiligten Verhältnissen aufwuchsen, hatten im Gegensatz zu Kindern aus weniger

---

[5] Vgl. Hoffmann und Egle.
[6] Vgl. Franz et al. 2000.
[7] Vgl. Breier et al.
[8] Vgl. Teichmann et al. 1991.

benachteiligten Verhältnissen höhere Leistungsdefizite in der Schule. Dieses Defizit kann mit Eltern, deren Bildungsniveau über dem Durchschnitt liegt, allerdings auch wieder kompensiert werden.[9]

Auch Ablehnung und Vernachlässigungen in der Kindheit sind weitere Faktoren, die zu psychischen Beeinträchtigungen führen können. In der Prager Studie[10] (Geburtsgänge waren aus den 1960er Jahren) sind Untersuchungen zu unerwünschten Kindern erstellt worden. Teil dieser Studie waren Kinder, deren Mütter zwei Mal eine Abtreibung beantragt hatten und dieser immer abgelehnt wurde. Als diese Kinder (=mittlerweile Erwachsene) das 23 Lebensjahr erreichten, wurde diese Personengruppe genauer erfasst. Es stellte sich heraus, dass es in dieser Gruppe eine höhere Tendenz zu Kriminalität, Persönlichkeitsstörungen oder Süchten gab als in den Kontrollgruppen (Kinder, die nicht abgelehnt wurden). Auch soziale Anpassungsschwierigkeiten waren im Gegensatz zu den Kontrollgruppen höher ausgeprägt. Ein weiterer Multiplikator, der zu psychischen Störungen führen kann sind früh erlittene sexuelle Missbräuche. Diese können die Basis für spätere psychische Schäden wie Selbstmordgedanken, Selbstschädigung oder Borderline bilden. Die Umstände für ein erhöhtes Risiko, kann sich unterschiedlich nach Geschlecht darstellen. Die Mannheimer Kurpfalzerhebung[11] kam zu dem Ergebnis (Studie von Menschen im Alter zwischen 8 und 18 Jahren), dass Knaben speziell in der Grundschulzeit starken Belastungen ausgesetzt sind. Mädchen hingegen haben eher in den frühkindlichen Phasen und im Jugendalter einen erhöhten Stresspegel. Die Beziehung zwischen Mutter und Tochter in der Pubertät gilt im Durchschnitt als negativ belasteter als die Beziehung zwischen Mutter und Sohn. Es stellte sich auch heraus, dass Kinder von überfürsorglichen Eltern wesentlich niedrigere Auffälligkeitsraten als Kinder mit vernachlässigenden Eltern hatten.[12]

Untersuchungen zeigen, dass Schutzmaßnahmen existieren, die bei Kindern und Jugendlichen das Risiko einer psychischen Erkrankung verringern können. Essenziell ist eine verlässliche, emotionale Bindung zu mindestens einem Elternteil sowie eine Erziehung die auf Basis von positiven, Rückhalt gebenden und strukturellen Werten funktioniert. Als Grundlage ist eine positive Vorbildrolle wichtig, die vorlebt, wie Probleme lösungsorientiert bewältigt werden können. Auch außerhalb der Familie ist ein sozialer Rückhalt (z.B. Freunde) von Vorteil. Wichtig ist es, Kindern und Jugendlichen altersgerechte Aufgaben zu erteilen und ihnen etwas Verantwortung zu übertragen. Ein ausgeglichener Elternteil überträgt Stabilität und Sicherheit.

---

[9] Vgl. Häfner et al. 2001.
[10] Vgl. Kubicka et al.
[11] Vgl. Esser et al. 1993.
[12] Vgl. Häfner et al. 2001.

Auch die Übermittlung von Wertschätzung und Stärkung des Selbstwertes fördert die psychische Gesundheit. Es ist wichtig Kindern zu zeigen, dass sie die Macht über ihr eigenes Verhalten besitzen. Negative oder schädliche Verhaltensweisen, die getätigt werden müssen, altersgerecht mit ihnen besprochen werden.[13]

Studien über Zwillinge sprechen den Genen einen wichtigen Faktor zu. Genetische oder biologische Merkmale können dazu führen, das Personengruppen, die sich über einen längeren Zeitraum gleich verhalten (z.b. über einen längeren Zeitraum einen gleich hohen Alkoholkonsum haben), das Verhalten bei einer Gruppe zu einer Abhängigkeit führt und bei der anderen nicht. Weitere Auslöser können psychische Faktoren wie zum Beispiel eine schwach ausgeprägte Selbstwahrnehmung oder eine hohe Neigung zur Frustration umfassen. Auch soziale Aspekte wie Job, Bildung, Familie oder Arbeit tragen eine essenzielle Rolle. Meist ist es eine Mischung aus mehreren verschiedenen Faktoren, die zu einer psychischen Erkrankung führen können (bio-psychosoziales Krankheitsmodell).[14]

1.1. Psychologisches Risiko und Schutz in der modernen Arbeitswelt

Ein Schutz gegen psychische Schäden bietet die Psychotherapie. Schulz et. al. (2011) verwies darauf, dass eine Person aber zuerst Informationen über diese benötigt. Erforderlich sind Aufklärungen über Möglichkeiten und Sinnhaftigkeit einer Psychotherapie. Für Personen mit psychischen Störungen, ist erforderlich diese zu motivieren eine Therapie zu starten. Psychische Erkrankungen kosten viel Geld, daher ist es bedeutend Investitionen in präventive Maßnahmen zu tätigen. Werden die Arbeitsunfähigkeitstage in Deutschland miteinander verglichen, zeigt sich, dass diese seit den 90er Jahren abgenommen haben. Im Bereich der psychischen Erkrankungen gab es aber eine erhebliche Steigerung. Bei der durchschnittlichen Länge von Krankheitstagen pro Person liegen Arbeitnehmer mit psychischen Erkrankungen auf Rang 2. Besonders betroffen sind die Dienstleistungssektoren (z.B. Bereich des Gesundheits- und Sozialwesens). Als Gründe werden etwa starke emotionale Belastungen angeführt.[15]

Eine psychische Überlastung, die durch starken Stress und hohen Arbeitsanforderungen ausgelöst werden kann, wird als Burn-out bezeichnet. Verhaltenspräventionen wie Beratungsseminare, Stressbewältigungsprogramme, Zeitmanagementworkshops oder Entspannungskurse werden von

---

[13] Vgl. Arne Schäffler 2014.
[14] Vgl. Arne Schäffler 2014.
[15] Jacobi und Kessler-Scheil 2013, Vgl.

Unternehmen zur Abwehr solcher Erkrankungen eingesetzt. Derzeit existieren aber noch zu wenige Untersuchungen, die die Wirkungen dieser Präventionsmaßnahmen bestätigen können. Eine andere Form der Prävention umfasst die Verhältnisprävention. Diese Art der Prävention zielt auf den Schutz des Individuums ab (z.b. Arbeitszeitregelung, Regelung über die Arbeitsabläufe). Die Kombination aus Verhaltens- und Verhältnisprävention unterlag bereits empirischen Untersuchungen, die einen positiven Nutzen für Arbeitnehmer als auch Arbeitgeber dargestellt haben. Es zeigt sich aber, dass derzeit nur wenige Unternehmen eine solche Präventionskombinationen anbieten. Benötigt werden Informationen und Aufklärungen für Unternehmen. Schutzmaßnahmen gegen Burn-Out sind etwa Pharmakotherapien (Therapie mit Medikamenten), Psychotherapien, kognitive Verhaltenstherapien, Rosenwurzeltherapien, Physiotherapien (=Gymnastik) und Qigong-Therapien (=Therapie nach Chinesischer Form). Studien beweisen, dass eine kognitive Verhaltenstherapie positive Effekte auf die Emotionsregulierung hat. Auch die Psychotherapie liefert nachweisbare Verbesserungen im Bereich von Stresstherapien. In Kombination mit abgestimmten Beratungs- und Trainingseinheiten am Arbeitsplatz können Reduktionen von Krankenständen erreicht werden. Krankschreibungen bei Menschen mit einem Burn-out Syndrom sind nur eine kurzfristige Lösung, denn bei einer erneuten Arbeitsaufnahme kann es zu einem Rückfall kommen. Bei einer Wiedereingliederung und während einer Therapie ist ein enger Austausch zwischen den ambulanten bzw. stationären Behandlern, dem Betriebsarzt und dem Arbeitgeber empfehlenswert.[16]

1.2. Allgemeine Schutz- und Risikomaßnahmen

Das österreichische Bundesministerium für Gesundheit und Pflege fasste die allgemeine Schutzfaktoren zusammen. Diese bestehen unter anderem aus „körperlicher Gesundheit", „Kommunikationsfreude", „Sport", „gesunder Ernährung", „Fähigkeiten des Verzeihens", „innigen und lange Beziehungen (z.B. Freunde, Familie) zu mindestens einer Person", „Fähigkeit zur Flexibilität", „positiver Grundeinstellung", „Humor", „Selbstbestimmtes Leben", „Erlernung eines guten emotionalen und sozialen Umgangs", „Widerstandsfähigkeit", „Hobbies", „Wissensdurst", „Ziele", „materielle Sicherheiten", „Selbstvertrauen und Selbstglaube" sowie ein gutes „Work-Life-Balance" (=Zufriedenheit sowohl im Job als auch privat). Risikofaktoren stellen nach dem österreichischen Bundesministerium „Einsamkeit", „dauerhafte Konflikte (z.B. in der Familie)", „Armut", „Traumas", „Gewalt" oder „Krieg" dar.[17]

---

[16] Berger et al. 2012, Vgl.
[17] Vgl. Mag. Brigitte Gratz 2019.

2. Einfluss sozialer Unterstützung und dysfunktionaler Kognitionen auf die Entstehung und Aufrechterhaltung psychischer Störungen

2.1. Auswirkungen sozialer Unterstützung auf psychische Erkrankungen

Der Begriff der sozialen Unterstützung setzt sich aus „instrumenteller Unterstützung" (z.b. materielle Hilfen), „emotionaler Unterstützung" (z.b. Zuhören und Trösten) „informationeller Unterstützung" (z.b. Rat, Lösungsvorschlag) sowie aus der „bewertungsbezogenen Unterstützung" und der „Häufigkeits- und Zufriedenheit des Adressaten mit der Unterstützung" zusammen.[18] Diese qualitativen Merkmale finden innerhalb einer zwischenmenschlichen (=innerhalb 2 Personen) Interaktion, die positive und soziale Eigenschaften enthält, Anwendung. Bestandteile sind sowohl eine Person die unterstützend und halt gebend agiert (=Bezugsperson), als auch ein Adressat, der belastet ist. Ein sozialer Rückhalt kann zur Förderung von Gesundheit und Glück beitragen.[19] Nach Auffassung von z.B. Shumaker & Brownell, steht nicht der Erfolg einer Unterstützung im Mittelpunkt, sondern die Absicht zu helfen.[20] Die Unterstützung kann in wahrgenommene Unterstützung (=subjektive Sicht des Empfängers) und erhaltene (=reale) Unterstützung differenziert werden. Auch ist eine Einteilung in hypothetische und eine bereits erfolgte Unterstützung möglich.[21] Verschiedene Meinungen existieren darüber, ob z.B. Mitgliedschaften in Vereinen (=soziale Partizipation) oder professionelle Hilfe (z.B. Psychotherapeut) zur sozialen Unterstützung zählen.[22]

Studien zeigen, das „soziale Unterstützungen" positive Wirkung auf die Psyche hat. Es kann zu einem Rückgang der Angst oder Depression führen.[23] Weitere positive Faktoren wurden bei Menschen mit Krebs festgestellt (=Steigerung der Lebensqualität).[24] Positive Effekte wurden auch bei anderen Krankheiten nachgewiesen, so bewirkte eine gestärkte positive Interaktion mit dem Umfeld, eine höhere Akzeptanz (vom Belasteten) für die Krankheit.[25] Studien zeigen aber auch, dass eine überfürsorgliche soziale Unterstützung zu einer Belastung für den Adressaten werden kann.[26] Individuell unterschiedlich ist der Zeitfaktor (z.B. wie lange möchte der Adressat mit der

---

[18] Vgl. Ullrich und Mehnert 2010.
[19] Vgl. Bengel und Jerusalem 2009, S. 80.
[20] Vgl. Shumaker und Brownell 1984, S. 11–36.
[21] Vgl. Winkeler und Klauer 2003.
[22] Vgl. Bengel und Jerusalem 2009, S. 81.
[23] Vgl. Röhrle 1994.
[24] Vgl. Shapiro et al. 2001.
[25] Vgl. Northouse 1988.
[26] Vgl. Schreurs und Ridder 1997.

Person verbringen) und der Persönlichkeitsfaktor (z.B. von welcher Person möchte der Adressat überhaupt Unterstützung bekommen). Studien legen dar, dass die negativen Auswirkungen einer überfürsorglichen (=einengenden) Bezugsperson für das Wohlbefinden des Empfängers schädlicher ist als die positiven Effekte, die er durch eine angenehme Interaktion erhält.[27] Kommt es zu einer neutralen oder negativen Auswirkung durch eine soziale Unterstützung, kann die Ursache im Selbstwert des Adressaten liegen. Dieser möchte sich nicht schwach zeigen und so eine mögliche Schmälerung seines Selbstwertes riskieren. Grund für diese Annahmen bieten empirische Untersuchungen, die drei unterschiedliche Ansätze haben.[28] Der Erste umfasst die „unsichtbare Unterstützung". Es wurde in Studien festgestellt, dass eine Unterstützung, die vom Empfänger nicht oder nicht sofort als solches wahrgenommen wurde, über einen sehr hohen Wirksamkeitsgrad verfügt.[29] Ein zweiter Faktor ist die „Reziprozität". Eine Unterstützung wird positiver entgegengenommen, wenn der Adressat zuvor diese Bezugsperson schon einmal unterstützt hat und es somit zu einem Ausgleich kommt. Eine weitere Möglichkeit besteht darin, dass in der Zukunft die Chance besteht, sich für die erbrachte Hilfe zu revanchieren, damit kein Ungleichgewicht zustande kommt.[30] Der dritte Aspekt umfasst die „mobilisierte Unterstützung". Studien beweisen, dass eine freiwillige (=spontane) Hilfe eine höhere positive Wirkung aufweist, als eine aktiv vom Empfänger verlangte.[31]

Es existieren drei empirisch untersuchte Modelle, die die Wirkung von sozialer Unterstützung veranschulichen.[32]

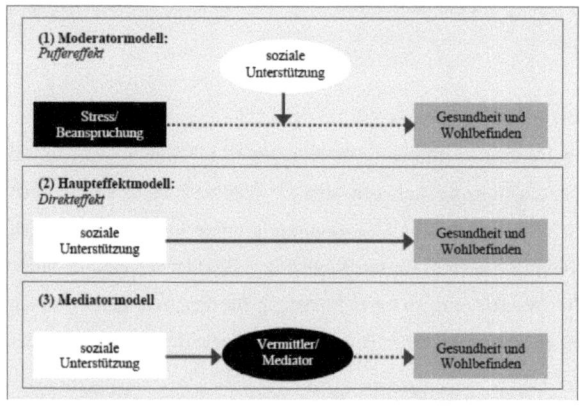

Abbildung 2: Wirkungsmodelle sozialer Unterstützung

Quelle: Buch: Die Rolle des Partners und der Partnerin bei der Bewältigung arbeitsbedingter Belastungen (Springer)

[27] Vgl. Kuijer et al. 2000.
[28] Vgl. Bengel und Jerusalem 2009, S. 84.
[29] Vgl. Bolger et al. 2000.
[30] Vgl. Väänänen et al. 2005.
[31] Vgl. Eckenrode und Wethington 1990.
[32] Vgl. Niemann 2019.

Die soziale Unterstützung kann in stressigen Situationen einen Puffer darstellen. Durch ein Ereignis, dass zu einer Beanspruchung führt und Stress auslösen kann, sind negative Folgen wahrscheinlich. Soziale Hilfeleistungen wirken diesem Prozess entgegen und können zu einer Minimierung bzw. Veränderung der Konsequenzen führen. Auch bei einer akuten Belastung, wirken Hilfeleistungen (problem- oder emotional ausgerichtet) positiv regulierend auf Belastungssituationen und damit auf den Stresspegel, was zu einem gesteigerten Wohlergehen führt. Helfende Personen können sowohl eine positive Regulationswirkung auf den Stress auswirken, indem sie eine Lösung für die Stress auslösende Sache selbst anbieten bzw. diese lösen, als auch durch einen Beistand der zu einer Minderung der physischen, kognitiven oder emotionalen Kettenreaktion führt. Das Modell, dass mit der Hilfe sozialer Unterstützung einen Puffer gegenüber negativen Effekten erzeugt, wird als Moderatormodell bezeichnet.[33] Empirische Studien zu diesem Modell sind von hoher Heterogenität.[34] Nach Perkonigg ist die Wahrnehmung und die real erhaltene Unterstützung essenziell für einen idealen Stressverlauf.[35] Positive Effekte des Moderatormodell auf den Körper konnte durch Cacioppo, Uchino und Kiecolt-Glaser mithilfe einer Metaanalyse (81 Studien) nachgewiesen werden.[36] Dem entgegen stehen die Studien von Lin, Dean und Ensel, die bei der Mehrheit ihrer Studien keine oder nur einen geringen Zusammenhang zwischen sozialer Unterstützung und positiver, körperlicher Stressregulierung finden konnten.[37]

Der Fokus des Haupteffektmodells liegt im Gegensatz zum Moderatormodell nicht auf einen auslösenden Stresseffekt, sondern auf ein generelles, gutes, soziales Netzwerk. Dieser Rückhalt (es reicht schon das Wissen diesen zu besitzen) durch das Netzwerk kann eine positive Wirkung auf das Wohlbefinden entfalten.[38] Es wird dabei von einem Grundbedürfnis nach sozialer Integration ausgegangen, dass mehr der Zugehörigkeit und weniger der Minderung von Belastungen dient.[39] Untersuchungen von Esterling, Kiecolt-Glasner, Bodnar und Glasner haben positive Effekte auf das Immunsystem aufgrund unterstützender sozialer Effekte festgestellt.[40]

Das Mediatormodell wird empirisch sehr unterschiedlich bewertet. Es geht von einer indirekten Wirkung der sozialen Unterstützung aus, welches einen Prozess der Vermittlung auslöst. Die Vermittlung kann aus einer weniger negativen Emotion oder einem Gesundheitsverhalten stammen.[41] Das direkte Umfeld hat einen großen Einfluss auf den Menschen und sein Handeln.

---

[33] Vgl. Niemann 2019, S. 66.
[34] Vgl. Kienle et al. 2006, S. 743–768.
[35] Vgl. Perkonigg 1993, S. 115–127.
[36] Vgl. Uchino et al. 1996, S. 488–531.
[37] Vgl. Lin et al. 2013.
[38] Vgl. Schwarzer und Warner 2000.
[39] Vgl. Nestmann 2013.
[40] Vgl. Esterling et al. 1994.
[41] Vgl. Niemann 2019.

Äußere Einflüsse können die eigenen Anschauungen, Einstellungen und Gewohnheiten beeinflussen.[42] So kann ein Netzwerk sowohl positiv (z.b. gesundheitsunterstützend) als auch negativ (z.b. risikofördernd) wirken. Positive Unterstützungen können z.b. positive Auswirkungen auf Verhaltensweisen wie Rauchen- oder Alkoholkonsum (z.b. Entwöhnung) nehmen.[43] Innerhalb zwischenmenschlicher Beziehungen kann es zu Anregungen kommen, dass bestimmte Gesundheitsverhaltensweisen eingehalten werden. Ein Beispiel dafür wäre eine Ehe, wo der Partner sich auf Wunsch des anderen Partners gesünder ernährt. Es kam zu Untersuchungen, dass Männer nach einer Scheidung oder Ableben ihrer Ehefrau wieder das gewohnte Gesundheitsleben vor ihrer Ehe annahmen.[44]

2.2. Auswirkungen dysfunktionaler Kognitionen auf psychische Erkrankungen

Der Begriff der Kognition kommt aus dem lateinischen (cognitio) und steht übersetzt für Erkenntnis. Dieses Wort umfasst den Prozess der Aufnahme (z.b. Wahrnehmung), Verarbeitung (z.b. Denken) und Speicherung von Informationen (z.b. Gedächtnis).[45] Kognitionen haben für das Aufkommen und der Beibehaltung von psychischen Störungen einen wesentlichen Anteil.[46] Die Dysfunktionalität hat wie die Kognition den Ursprung im lateinischen. Es beinhaltet 2 Wortbausteine, nämlich „dys", was übersetzt „schlecht" und „functio" was mit „Verrichtung" übersetzt werden kann. Im Deutschen Gebrauch wird dysfunktional mit einer „nutzlosen Leistung" und einer „ungeeigneten Art einer Sache" gleichgesetzt.[47] Unter dysfunktionale Kognitionen werden Muster an Gedanken verstanden, die innere Blockaden auslösen. Es kann aufgrund dieser wiederkehrenden Gedankenmuster zu Beeinträchtigungen des Wohlbefindens kommen.[48] Dysfunktionale Kognitionen sind ein Gebilde negativer Erfahrungen und Ereignisse. Sie werden nicht erblich übertragen.[49] Ein Beispiel für eine dysfunktionale Kognition wäre, dass eine Person in einer Beziehung von seinem Partner betrogen wird und er deshalb annimmt, er sei ein Mensch „zweiter Klasse". Diese Denkmuster entsprechen in der Regel nicht der Realität und können zu einer Erschwernis bei Konflikten, Aufgaben oder Zielen führen.[50] Die daraus resultierenden Blockaden können zu Vermeidung, Angst, Misserfolgen und starken Belastungen führen.[51] Für die

---

[42] Vgl. Knoll und Scholz, U. & Rieckmann, N. 2005.
[43] Vgl. Bond et al. 2003.
[44] Vgl. Umberson 1992.
[45] Vgl. Hänsel et al. 2016, S. 24–25.
[46] Vgl. Margraf et al. 2009.
[47] Vgl. Sauerland 2018, S. 7–8.
[48] Vgl. Braun 2020, S. 154.
[49] Vgl. Sauerland 2018.
[50] Vgl. Sauerland 2018.
[51] Vgl. Braun 2020.

Entstehung von psychischen Erkrankungen tragen dysfunktionale Störungen eine essenzielle Rolle, so können Sie beispielsweise für das Aufkommen und zur Beibehaltung von Depressionen beitragen.[52] Neumann stellte fest, dass es aufgrund dieser inneren Blockaden zu Zwangsstörungen kommen kann.[53] Auch können schädliche Kognitionen nachweislich das Risiko von Burnout erhöhen[54] oder zu einem gesteigerten Suchtrisiko führen.[55] Für Frauen können dysfunktionale Gedanken Auswirkungen auf ihre berufliche Karriere nehmen. Wagner und sein Team (2012) machten eine Erhebung, bei der schädliche und blockierende Gedanken auf ihre Einteilbarkeit in Geschlechter- und Gebietstypen geprüft wurden. Es wurde festgestellt, dass viele Frauen berufliche Blockaden wie „Zweifel" (an sich selbst und ihre Kompetenzen), „Interaktionsstörungen" sowie „geringes Selbstbewusstsein am Arbeitsplatz" aufweisen.[56] Durch Untersuchungen von Sauerland und Bäumler wurde festgestellt, dass negative Kognitionen am Arbeitsplatz zu schlechteren Leistungen führen. Sinnvoll ist es daher, ein positives „Betriebsklima" am Arbeitsplatz zu schaffen, um negative Kognitionen einzelner Mitarbeiter entgegen zu wirken.[57]

Nach Sauerland gibt es 15 verschiedene Arten von dysfunktionalen Denkmustern. Diese sind etwa das „Dichotomes Denken" („Schwarz-Weiß-Denken", z.b.: entweder – oder), das „Kontrafaktisches Denken" (Realitätsfernes Denken, „Traumweltdenken"), „Perfektionistisches Denken", „Übertreibungen", „Mind-Reading" (Glauben zu wissen, was der andere denkt), Ruminieren (Die selben Gedanken immer wieder wiederholen) oder „selektive Wahrnehmung" (z.B. Konzentration nur auf das Negative).[58]

---

[52] Vgl. Meiser 2017.
[53] Vgl. Neumann 2005.
[54] Vgl. Sauerland 2018.
[55] Vgl. Kassel et al. 2007.
[56] Vgl. Wagner et al. 2012.
[57] Vgl. Braun 2020, S. 157–160.
[58] Vgl. Sauerland 2018, S. 20–62.

3 Diagnostischer Prozess im Rahmen psychotherapeutischer Intervention (Fallbeispiel: Angststörungen)

3.1. Erklärung diagnostischer Prozess

Ein diagnostischer Prozess ist ein wesentlicher Bestandteil im psychotherapeutischen Bereich. Dieser Ablauf streckt sich über einen Zeitraum, der in einer Prognose oder Diagnose resultiert. Zur Erreichung dieses Ergebnisses werden Fragen gestellt und beantwortet, aus denen sich wieder neue ergeben. Aus diesen Fragen entstehen Hypothesen (=Annahmen), die während des Prozesses auf ihre Richtigkeit geprüft werden (gelingt durch Sammeln von Daten). Eine geprüfte Hypothese zählt schlussendlich als Prognose oder Diagnose.[59] Die wesentlichen Aufgaben (Erstellung von Perrez 1985) des diagnostischen Prozesses in der Psychotherapie bestehen aus Beschreibung, Klassifikation, Erklärung, Prognose und Evaluation.[60] Diese Schwerpunkte von Perrez wurden durch Nebenaufgaben wie die Themen: Therapie, Dokumentation, Qualitätskontrolle und Qualitätssicherung, Prozesssteuerung und Verlaufskontrolle sowie Begründung und Rechtfertigung ergänzt.[61]

Der erste Schritt umfasst eine genaue Beschreibung der Symptome. Existieren nur einzelne Symptome, wird von der Mehrzahl gesprochen. Summieren sich die Symptome und treten diese konzentriert auf (z.B. Herzrasen, schwitzige Hände und vermeidendes Verhalten bei einer Angststörung) wird von einem Syndrom (z.B. Angstsyndrom) gesprochen. Wird ein Syndrom vermutet, muss dieses auf bestimmte Kriterien geprüft werden. Übersteht das Syndrom diese Prüfung, kommt es zu einer Diagnose (=Klassifizierung). Die moderne Art der Klassifikation umfasst eine operationalisierte und eine nach Kriterium orientierte Diagnostik. Es wird darauf geachtet, dass die Kriterien klar und nachvollziehbar sein müssen (z.B. Symptome müssen über einen gewissen Zeitraum bestehen). Die operationalisierte Diagnostik gibt Kriterienkataloge vor, die bestimmen, wie viele Merkmale erfüllt werden müssen, damit es für eine Diagnose reicht. Die aktuellen Einordnungsysteme für eine Klassifizierung sind das DSM-IV (aktuelles System aus Amerika) und das ICD-10 (aktuelles System der WHO).[62] Im nächsten Schritt, in der Erklärung, geht es um das Begreifen der Verhaltens- und Erlebensweise des Syndrom. Auf die Erklärung folgt die Prognose. Bei einer Therapie etwa zeigt der Therapeut dem Klienten, welche Entwicklung seine psychische Erkrankung ohne Therapie nehmen kann und welche Erfolgsaussichten er mit einer

---

[59] Petermann et al. 2006.
[60] Vgl. Perrez M 1985.
[61] Vgl. Laireiter 2001.
[62] Vgl. Rief und Stenzel 2012.

Therapie hätte. Als letztes kommt es zu einer Evaluation, bei der der diagnostische Prozess überprüft wird. In diesem Schritt kann bewertet werden ob die aufgestellte Diagnostik z.B. fehlerhaft ist oder noch etwas hinzugefügt werden muss.[63]

In einem diagnostischen Prozess ist es essenziell, dass eine Beziehung zwischen Klienten und Therapeuten aufgebaut wird. Der erste Schritt für den Aufbau dieser Beziehung sind erhobene Informationen (z.B. in Form eines Telefongesprächs oder Fragebogen), die zur ersten Abklärung der Lage und als Vorbereitung für das Erstgespräch dienen.[64]

3.2. Fallbeispiel: Angststörung

Als Beispiel wird ein diagnostischer Prozess mit einer Angststörung veranschaulicht. Die Angst selbst ist eine Emotion, die schon seit der Existenz des Menschen tief in der menschlichen Psyche verankert ist. Grundsätzlich dient die Angst dazu, den Menschen vor gefährlichen Situationen zu warnen. Doch nicht die Realität selbst löst die Angst aus, sondern die subjektive Wahrnehmung zur Realität. So kann erklärt werden, das sich die Ängste der Menschen unterscheiden können. In einer herausfordernden Situation werden 2 verschiedene Kognitionen zur Beurteilung differenziert, nämlich die Ereignis- und die Ressourceneinschätzung. Diese Einschätzung kann auch unbewusst zustande kommen und endet mit einer Bewertung (z.B. Bedrohung). Empfindet der Körper die Situation als Bedrohung kommt es zu einer Angstreaktion.[65] Ist diese Angst chronisch, unbegründet und von starker Ausprägung wird von einer Angststörung gesprochen. Nach einer Umfrage von „Statista Research Department" erlebten rund 25% der in Deutschland lebenden Personen schon einmal eine Angststörung.[66]

Jakob ist Student und 25 Jahre alt. Er leidet schon seit 5 Jahren an einer starken Phobie. Da ihm die Familie wichtig ist, pendelt er 2 Mal im Monat zwischen der Stadt, in der er studiert und seinem Heimatort. Auf dem Weg (mit Auto), muss er auf einem Teilabschnitt der Autobahn die Alpen durchqueren. Bevor Jakob in das Auto steigt, überlegt er immer genau welche Route er nehmen soll. Eine Situation, vor der er immer einen großen Respekt hat, ist die Fahrt durch einen Tunnel. Im Tunnel selbst hat er Angst nicht mehr rauszukommen oder das die Wände einstürzen. Diese spezielle Angst ist unter dem Namen Tunnelphobie bekannt. Diese Angst hat sich aufgrund eines Traumas in der Kindheit (Er hat sich als Kind in einer schmalen Höhle verlaufen und wurde erst

---

[63] Vgl. Laireiter 2001, S. 90–91.
[64] Vgl. Margraf und Schneider 2018, S. 273.
[65] Stöber und Schwarzer 2000.
[66] Statista Research Department 2011.

nach 2 Tagen wiedergefunden) entwickelt. Er nimmt keine Substanzen, die die Angst verstärken oder auf die die Angst zurückgeführt werden kann. Zudem ist er körperlich gesund (Hat sich aufgrund der Angst schon organisch untersuchen lassen). Jakob hat aufgrund dessen auch schon öfters große Umwege von 2 Stunden in Kauf genommen, nur um keinen Tunnel durchfahren zu müssen. Bei seiner letzten Fahrt auf der Autobahn überkam ihm knapp nach der Tunneleinfahrt die Angst (Herzrasen, Schweiß, Schwindel). Es folgte eine Vollbremsung und ein beinahe Auffahrunfall aufgrund einer starken Angstreaktion. Seit diesem Vorfall, ist ihm bewusst geworden, dass er psychologische Hilfe benötigt.

3.3. Lösung des Fallbeispiels

Bei Jakob ist es essenziell zunächst Informationen einzuholen. Diese können mithilfe eines Entscheidungsbaumes erfragt werden. Bei einem Entscheidungsbaum existiert ein übergeordnetes Thema, das entweder mit „ja" oder „nein" beantwortet werden kann.[67] Im konkreten Fall, kann dieser wie folgt ausgefüllt werden:

Existiert eine intensive/unangemessene Angst	→	NEIN	→	Gesunde Angst
↓ JA				
Ist die Ursache somatischer oder substanzbezogener Natur?	→	JA	→	Sekundäres Angstsyndrom (somatisch)
↓ NEIN				
Liegt die Ursache in einer psychischen Störung?	→	JA	→	Sekundäres Angstsyndrom (psychisch)
↓ NEIN				
Spontane und keine situativ gebundene Angst	→	NEIN		
↓ JA				
Objekt- oder situationsgebundene Angst?	→	JA	→	Subjektive Gefahrt droht von Objekt
↓ NEIN				
Weitere Angstform?	→	JA	→	Durch Trauma ausgelöste Angst -> Traumafolgestörung
↓ NEIN				

Abbildung 3: Entscheidungsbaum
Eine Darstellung in Anlehnung an Markgraf Jürgen &Graf Silvia, Lehrbuch der Verhaltenstherapie, Springer (2018), Seite 275

---

[67] Vgl. Margraf und Schneider 2018, S. 275.

Der Entscheidungsbaum dient einer Hilfestellung und ersten Einschätzung. Bei Jakob sind keine somatischen (Hat keine körperlichen Auffälligkeiten) oder substanzbezogenen Ursachen (Er nimmt keine Substanzen zu sich) als Grund anzunehmen. Es kann hier ein sekundäres Angstsyndrom aufgrund einer psychischen Störung vermutet werden. Diese Angst ist als subjektiv geprägte Angst vor einem Objekt (=Tunnel) definierbar. Als Auslöser wird eine Kindheitserinnerung in einer Höhle vermutet, welches sich als ein traumatisches Erlebnis herausstellte. Dieses Trauma dürfte die Ursache für die spezifische Angstphobie darstellen.

Eine Klassifizierung gemäß ICD-10 kann vorgenommen werden. Die Überkategorie wird unter dem Titel „Psychische und Verhaltensstörungen" (F00-F99) gelistet. Die Tunnelphobie kann in der Unterkategorie „Neurotische, Belastungs- und somatoforme Störungen" (F40-F48), wo sie unter dem Unterpunkt „phobische Störung" (F40.2) kategorisiert ist, eingestuft werden. Diese Phobien sind auf spezifische Situationen (in dem Fall der Tunnel) begrenzt.[68] F.40.2 verlangt verschiedene Merkmale, die zwingend für eine Diagnose sind. Das erste Kriterium umfasst ein Vermeidungsverhalten. Da Jakob die Strecke genau plant, um möglichst keinen Tunnel durchfahren zu müssen, ist dieser Punkt erfüllt. Der Zweite für eine Diagnose benötigte Faktor ist, dass die Angst auf das Dasein des Objekts beschränkt ist. Die Angst von Jakob ist auf den Tunnel beschränkt und zeigt sich nur bei direkter Konfrontation. Das letzte Kriterium ist, dass es aufgrund der Angst zu psychischen oder vegetativen Symptomen kommt. Jakob hatte aufgrund seiner emotionalen Verzweiflung und Überforderung bei seiner letzten Fahrt im Tunnel fast einen Unfall verursacht. Es kam zu typischen Symptomen (Schweiß, Herzrasen, Schwindel), die aufgrund der Angst auftraten.[69]

Generell ist es essenziell auch eine organische Untersuchung durchzuführen, um ausschließen zu können, dass die Angst einem körperlichen Problem entspringt. Bei Ängsten könnte dies z.B. mit einem Serotoninmangel zusammenhängen.[70] In unserem Fall ist eine organische Prüfung aufgrund seiner Voruntersuchungen nicht mehr notwendig und es kann eine organische Ursache ausgeschlossen werden.[71]

Als nächstes wird das Problemverhalten genauer erforscht. Möglich wäre es, den Klienten am Anfang zu interviewen. Wesentlich wichtigere Bausteine sind allerdings die therapeutischen Verhaltens- und Problemanalysen während der Therapie. Diese sind so essenziell, weil im Laufe

---

[68] Vgl. Broich Karl 2012.
[69] Vgl. Kulzer et al. 2013.
[70] Vgl. Petzold.
[71] Vgl. Margraf und Schneider 2018, S. 275.

einer Therapie oft noch wichtige Auskünfte folgen. Neben dem mündlichen Austausch zwischen Therapeuten und Klienten können auch klinische Fragebögen, multidimensionale Skalen oder vorgefertigte Tagebücher essenziell zur Diagnose beitragen.[72] Ein Beispiel für ein vorgefertigtes Tagebuch für Ängste stellt das Marburger Angst-Tagebuch dar.[73] Im konkreten Fall kann bei Jakob so der Therapieerfolg gemessen und Informationen gewonnen werden.

Marburger Angst-Tagebuch

Datum (Mo):	Montag	Dienstag	Mittwoch	Donnerstag	Freitag	Samstag	Sonntag
1. Anfang/Ende							
Angst (0–10)							
Symptome							
Erste Zeichen							
Wo (E/U)?							
Wer?							
Was?							
Gedanken							
2. Anfang/Ende							
Angst (0–10)							
Symptome							
Erste Zeichen							
Wo (E/U)?							
Wer?							
Was?							
Gedanken							
3. Anfang/Ende							
Angst (0–10)							
Symptome							
Erste Zeichen							
Wo (E/U)?							
Wer?							
Was?							
Gedanken							

Abbildung 4: Das Marburger Tagebuch
Quelle: Jürgen Markgraf und Silvia Schneider, „Lehrbuch der Verhaltenstherapie", (Springer) Seite 307

Im konkreten Fall empfiehlt sich noch ein zusätzlicher Fragebogen, der der Informationsgewinnung dient. Dieser kann auch gemeinsam mit dem Behandlungsgeber ausgefüllt werden (bei etwaigen Fragen).

---

[72] Vgl. Margraf et al. 2009, S. 240–280.
[73] Vgl. Margraf et al. 2009, S. 307.

Frage 1:

Ist die Angst vor Tunneln ihre einzige Angst oder haben Sie noch weitere Ängste (z.B.: Angst vor Aufzüge)?[74]

Frage 2:

Seit wann haben Sie diese Angst? Ist diese mit der Zeit stärker geworden oder hat sie sich vermindert?

Frage 3:

Bereitet es Ihnen Angst, wenn Sie nur allein an die Situation (z.B. Einfahrt in den Tunnel) denken und es zu keiner direkten, realen Konfrontation kommt?

Frage 4:

Haben Sie Angst anderen von Ihrer Phobie mitzuteilen?

Frage 5:

Kommt es zu einer Einschränkung der Lebensqualität durch die Angst?

Frage 6:

Ist die Angst an negativen Alltagssituationen wie Stress, Streit oder an die Ernährung oder die körperliche Verfassung gekoppelt? Leiden Sie an starken Schwankungen im Bereich der Emotionen und des Energiepegels?

Frage 7:

Leiden Sie neben den Ängsten an Zwängen? Wenn ja, existiert zwischen diesen eine Verbindung?

Frage 8:

Was für Symptome verspüren Sie in der Situation des Angstausbruches?

Frage 9:

Fällt Ihnen sonst noch etwas ein, dass mit der Angst in Verbindung stehen könnte?[75]

---

[74] Vgl. Jahed und et al. 2021.
[75] Vgl. Jan-Henrik Günter 2013.

Zusätzlich empfiehlt sich noch ein spezieller Tunnelangstfragebogen, der die Stärke der Tunnelangst und den Angstverlauf widerspiegelt. [76]

Tunnelangstfragebogen   Code: ☐   Datum: ☐☐☐☐

In diesem Fragebogen sollen Sie Ihre Angstgefühle im Verlauf einer Fahrt durch ein längeres Tunnel angeben. Geben Sie Ihre Angst bitte jeweils direkt in der aufgeführten Situation an. Markieren Sie Ihre Antwort durch Umkreisen der entsprechenden Zahl auf der Skala. Falls Sie nie durch Tunnel fahren, schätzen Sie bitte, wie Ihre Angst in der angegebenen Situation sein würde.

Die Zahlen bedeuten:

0 = überhaupt keine Angst; 1 = leichte Angst; 2 = mittlere Angst; 3 = starke Angst; 4 = extreme Angst

Die folgenden Fragen beziehen sich auf eine Autofahrt mit Ihnen als Fahrer/in:

1. Sie planen eine Autofahrt am folgendem Tag, bei dem Ihr Weg durch ein längeres Tunnel führt. 0 1 2 3 4
2. Sie steigen in ein Auto, und wissen, daß sie auf ihrem Weg durch ein Tunnel fahren müssen. 0 1 2 3 4
3. Sie nähern sich dem Tunnel und sehen die Einfahrt. 0 1 2 3 4
4. Sie fahren gerade in das Tunnel. 0 1 2 3 4
5. Sie befinden sich inmitten des Tunnels. 0 1 2 3 4
6. Sie stehen im Tunnel in einem Stau. 0 1 2 3 4
7. Sie fahren im Tunnel zwischen zwei LKWs. 0 1 2 3 4
8. Das Tunnel ist aufgrund einer Baustelle besonders eng. 0 1 2 3 4
9. Sie sehen das Ende des Tunnels. 0 1 2 3 4
10. Sie verlassen gerade den Tunnel. 0 1 2 3 4
11. Sie haben den Tunnel hinter sich gelassen. 0 1 2 3 4

Die folgenden Fragen beziehen sich auf eine Autofahrt mit Ihnen als Beifahrer/in:

1. Sie planen eine Autofahrt am folgendem Tag, bei dem Ihr Weg durch ein längeres Tunnel führt. 0 1 2 3 4
2. Sie steigen in ein Auto, und wissen, daß sie auf ihrem Weg durch ein Tunnel fahren müssen. 0 1 2 3 4
3. Sie nähern sich dem Tunnel und sehen die Einfahrt. 0 1 2 3 4
4. Sie fahren gerade in das Tunnel. 0 1 2 3 4
5. Sie befinden sich inmitten des Tunnels. 0 1 2 3 4
6. Sie stehen im Tunnel in einem Stau. 0 1 2 3 4
7. Sie fahren im Tunnel zwischen zwei LKWs. 0 1 2 3 4
8. Das Tunnel ist aufgrund einer Baustelle besonders eng. 0 1 2 3 4
9. Sie sehen das Ende des Tunnels. 0 1 2 3 4
10. Sie verlassen gerade den Tunnel. 0 1 2 3 4
11. Sie haben den Tunnel hinter sich gelassen. 0 1 2 3 4

Abbildung 5: Tunnelangstfragebogen
Quelle: Mühlberger, A. & Pauli, P.

---

[76] Vgl. Mühlberger und Pauli 2010.

Ob eine Phobie klinisch relevant ist, ist von verschiedenen Symptomen abhängig. Die Kriterienkataloge für die klinischen Diagnosen unterscheiden sich bei ICD-10 und DSM-IV-TR dabei leicht.[77]

Kriterium	ICD-10	DSM-IV-TR	Unterschiede
Sympto-matik	– Angst, die auf die Anwesenheit eines bestimmten phobischen Objekts oder einer spezifischen Situation beschränkt ist	– ausgeprägte, anhaltende Angst, die übertrieben oder unbegründet ist – wird durch das Vorhandensein oder die Erwartung eines spezifischen Objekts oder einer Situation ausgelöst – Konfrontation mit dem phobischen Reiz ruft fast immer unmittelbare Angstreaktion hervor – Person erkennt, dass die Angst unbegründet oder übertrieben ist	im DSM-IV auch Erwartungs-angst Einsicht in die Unangemessen-heit der Angst
Zeitkriterien		– Angst hält mind. über 6 Monate an	kein Zeitkriterium in der ICD-10
Verhalten	– die phobische Situation wird, wenn möglich, vermieden	– die phobische Situation wird gemieden oder unter starker Angst ertragen – Vermeidungsverhalten schränkt deutlich die normale Lebensführung ein oder verursacht erhebliches Leiden	ICD-10 ohne Kriterium zur psychosozialen Beeinträchtigung
Differenzial-diagnostik	– Angst darf nicht auf anderen Symptomen wie Wahn oder Zwangs-gedanken beruhen	– Angst oder Vermeidungs-verhalten wird nicht besser durch eine andere psychische Störung erklärt	
Spezifika-tionen		– Subtyp bestimmen (gefürchteter Stimulus)	Phobie muss im DSM-IV näher bestimmt werden

Abbildung 6: Diagnose Tunnelangst
Quelle: Diagnostik der Angststörung, Hogrefe

Beim Kriterienkatalog ICD-10 stimmen alle Voraussetzungen überein. Wie bereits erwähnt kommt es zu einem Vermeidungsverhalten und zu einer beschränkten Spezialisierung der Angst auf ein bestimmtes Objekt (=Tunnel). Weiters hat Jakob keine anderen Symptome wie Wahn oder Zwangsgedanken. Der Kriterienkatalog von ICD-10 ist daher erfüllt. Die erste Diagnosevoraussetzung von DSM-IV-TR setzt eine unbegründete Angst voraus. Die Angst von

---

[77] Vgl. Hoyer et al. 2005, S. 28.

Jakob ist unbegründet, weil bis jetzt noch nie seine Furcht (z.B. Tunnel stürzt ein) zur Realität wurde. Auch die weiteren 2 Punkte sind, wie bereits bei ICD-10 erwähnt, erfüllt. Er ist sich dessen bewusst, dass es sich bei der Angst, um eine übertriebene Reaktion seinerseits handelt und möchte daher Hilfe annehmen (Weiterer Punkt im Katalog erfüllt). Auch das Zeitkriterium (6 Monate) wurde bereits überschritten. Weiters wird durch das Vermeidungsverhalten die normale Lebensführung beeinträchtigt, da große Umwege und hohe Zeiteinbußen in Kauf genommen werden. Die Tunnelphobie wird im DSM-IV-TR als Phobie mit situationalem Bezug kategorisiert. Die Klassifizierung nach DSM-IV-TR und ICD- als „Spezifischen Phobie" ist somit erfüllt.[78] Da auch bereits auf die Erklärung des Syndroms eingegangen wurde und somit abgeschlossen ist, wird im nächsten Schritt eruiert, ob sich für Jakob eine Therapie überhaupt als lohnenswert darstellt (Indikationsentscheidung). Kann diese Frage bejaht werden, wird ein Plan erstellt, der beinhaltet welche Art von Therapie empfohlen wird und in welchem Maße diese für Jakob nützlich ist. Es ist auch essenziell den Therapieplan individuell vor und während der Therapie an ihn anzupassen.[79]

Für eine spezifische Angsterkrankung wird eine Verhaltenstherapie empfohlen, da für die Wirksamkeit dieser bereits ausreichende Studien vorliegen. Im Fall von Jakob ist es sinnvoll, Konfrontationselemente (=Konfrontation mit der Tunnelangst in Anwesenheit des Therapeuten) in die Therapie einzubauen. Diese Therapie kann auch in Verbindung mit Medikamenten (=Pharmakotherapie) angewendet werden.[80]

---

[78] Vgl. Hoyer et al. 2005, S. 27–28.
[79] Fydrich 2012.
[80] Bandelow 2014.

Literaturverzeichnis

Ameri, Abdol A. (2013): Prävention psychischer Störungen. In: *DNP-Der Neurologe und Psychiater* 14 (12), S. 22.

Arne Schäffler (2014): Risiko- und Schutzfaktoren psychischer Erkrankungen. Hg. v. Deutscher Apotheker Verlag. Online verfügbar unter https://www.apotheken.de/krankheiten/hintergrundwissen/10541-risiko-und-schutzfaktoren-psychischer-erkrankungen, zuletzt aktualisiert am 27.02.2020, zuletzt geprüft am 29.01.2020.

Bandelow, B. (2014): Diagnostik und Therapieempfehlungen bei Angststörungen. Hg. v. Aerzteblatt. Online verfügbar unter https://www.aerzteblatt.de/archiv/160932/Diagnostik-und-Therapieempfehlungen-bei-Angststoerungen, zuletzt aktualisiert am 2014.

Bengel, Jürgen; Jerusalem, Matthias (2009): Handbuch der Gesundheitspsychologie und medizinischen Psychologie: Hogrefe Verlag.

Berger, M.; Schneller, C.; Maier, W. (2012): Arbeit, psychische Erkrankungen und Burn-out : Konzepte und Entwicklungen in Diagnostik, Prävention und Therapie. In: *Der Nervenarzt* 83 (11), S. 1364–1372. DOI: 10.1007/s00115-012-3582-x.

Bolger, Niall; Zuckerman, Adam; Kessler, Ronald C. (2000): Invisible support and adjustment to stress. In: *Journal of personality and social psychology* 79 (6), S. 953.

Bond, Jason; Kaskutas, Lee Ann; Weisner, Constance (2003): The persistent influence of social networks and alcoholics anonymous on abstinence. In: *Journal of studies on alcohol* 64 (4), S. 579–588.

Braun, Ottmar L. (Hg.) (2020): Positive Psychologie, Kompetenzförderung und mentale Stärke. Gesundheit, Motivation und Leistung fördern. [1. Auflage]. Berlin, Germany: Springer.

Breier, A.; Kelsone, JR.; Kirwin, PD.; Beller, SA.; Wolkowitz, OM.; Pickar, D.: Early parental loss and development of adult psychopathology: Arch Gen Psychiatry 45.

Broich Karl (2012): Kapitel V Psychische und Verhaltensstörungen (F00-F99). Neurotische, Belastungs- und somatoforme Störungen (F40-F48). Hg. v. Bundesinstitut für Arzneimittel und Medizinprodukte. Online verfügbar unter https://www.dimdi.de/static/de/klassifikationen/icd/icd-10-who/kode-suche/htmlamtl2013/block-f40-f48.htm, zuletzt geprüft am 24.02.2021.

Eckenrode, John; Wethington, Elaine (1990): The process and outcome of mobilizing social support. In: *Personal relationships and social support* 83103.

Esser, G.; Schmidt, MH.; Blanz, B. (1993): Der Einfluß von Zeitpunkt und Chronizität von Stressoren auf die seelische Entwicklung von Kindern und Jugendlichen.: Z Kinder Jugendpsychiatr 21.

Esterling, Brian A.; Kiecolt-Glaser, Janice K.; Bodnar, Joy C.; Glaser, Ronald (1994): Chronic stress, social support, and persistent alterations in the natural killer cell response to cytokines in older adults. In: *Health Psychology* 13 (4), S. 291.

Franz, M.; Lieberz, K.; Schepank, H. (2000): Seelische Gesundheit und neurotisches Elend. Der Langzeitverlauf in der Bevölkerung. Berlin Heidelberg New York Tokyo: Springer.

Fydrich, T. (2012): Diagnostik in der Klinischen Psychologie. Berlin, Heidelberg: Springer Medizin.

Häfner, Steffen; Franz, Matthias; Lieberz, Klaus; Schepank, Heinz (2001): Psychosoziale Risiko-und Schutzfaktoren für psychische Störungen: Stand der Forschung. In: *Psychotherapeut* 46 (6), S. 403–408.

Hänsel, Frank; Baumgärtner, Sören D.; Kornmann, Julia M.; Ennigkeit, Fabienne (2016): Kognition. In: Frank Hänsel, Sören Daniel Baumgärtner, Julia Kornmann und Fabienne Ennigkeit (Hg.): Sportpsychologie, Bd. 19. Berlin, Heidelberg: Springer Berlin Heidelberg (Springer-Lehrbuch), S. 23–52.

Hoffmann, SO.; Egle, UT.: Risikofaktoren und protektive Faktoren für die Neurossentstehung. Die Bedeutung biographischer Faktoren für die Entstehung psychischer und psychosomatischer Krankheiten.: Psychotherapeut 41.

Hoyer, Jürgen; Helbig, Sylvia; Margraf, Jürgen (2005): Diagnostik der Angststörungen: Hogrefe Verlag.

Jacobi, Frank; Kessler-Scheil, Sonia (2013): Epidemiologie psychischer Störungen. In: *Psychotherapeut* 58 (2), S. 191–206.

Jahed, J.; et al. (2021): Vertiefte Diagnostik I: Screeningfragen (in Anlehnung an SKID-I und CIDI). Angststörungen. Hg. v. Uni Freiburg. Online verfügbar unter https://www.psychologie.uni-freiburg.de/abteilungen/Rehabilitationspsychologie/downloads/assessmentverfahren/screeningfragen, zuletzt geprüft am 27.02.2021.

Jan-Henrik Günter (2013): Fragebogen Ängste und Phobien. Hg. v. Copyright TherMedius. Online verfügbar unter https://www.google.at/url?sa=t&rct=j&q=&esrc=s&source=web&cd=&ved=2ahUKEwjL6dWlx43vAh Utl4sKHZheBfUQFjABegQIARAD&url=https%3A%2F%2Fwww.praxisdrstracke.de%2Fapp%2Fdownloa d%2F9786831%2Ffragebogen-aengste-und-phobien.pdf&usg=AOvVaw3gR6rSTKNpF0mhvlwx2zKB, zuletzt geprüft am 28.02.2021.

Kassel, Jon D.; Wardle, Margaret; Roberts, John E. (2007): Adult attachment security and college student substance use. In: *Addictive behaviors* 32 (6), S. 1164–1176.

Kienle, Rolf; Knoll, Nina; Renneberg, Babette (2006): Soziale Ressourcen und Gesundheit: soziale Unterstützung und dyadisches Bewältigen. In: Gesundheitspsychologie: Springer, S. 107–122.

Knoll, N.; Scholz, U. & Rieckmann, N. (2005): Einführung in die Gesundheitspsychologie. München: Reinhardt.

Kubicka, L.; Matejcek, Z.; David, HP.; Dytrych, Z.; Miller, WB.; Roth, Z.: Children from unwanted pregnancies in Prague. Czech Republic revisited at age thirty: Acta Psychiatr Scand 91.

Kuijer, Roeline G.; Ybema, Jan F.; Buunk, Bram P.; Jong, G. Maiella de; Thijs-Boer, Francien; Sanderman, Robbert (2000): Active engagement, protective buffering, and overprotection: Three ways of giving support by intimate partners of patients with cancer. In: *Journal of Social and Clinical Psychology* 19 (2), S. 256–275.

Kulzer, Bernhard; Albus, Christian; Herpertz, Stephan; Kruse, Johannes; Lange, Karin; Lederbogen, Florian; Petrak, Frank (2013): Psychosoziales und Diabetes (Teil 2). In: *Diabetologie und Stoffwechsel* 18 (04), S. 292–324.

Laireiter, Anton-Rupert (2001): Diagnostik in der Psychotherapie. In: *Psychotherapeut* 46 (2), S. 90–101.

Lin, Nan; Dean, Alfred; Ensel, Walter M. (2013): Social support, life events, and depression: Academic Press.

Mag. Brigitte Gratz (2019): Psyche: Schutz- & Risikofaktoren. Bundesministerium für Soziales, Gesundheit, Pflege und Konsumentenschutz. Online verfügbar unter https://www.gesundheit.gv.at/leben/psyche-seele/praevention/ressourcen-und-risikofaktoren, zuletzt geprüft am 10.01.2021.

Margraf, Jürgen; Schneider, Silvia (Hg.) (2018): Lehrbuch der Verhaltenstherapie. Grundlagen, Diagnostik, Verfahren und Rahmenbedingungen psychologischer Therapie. 4. Auflage. Heidelberg: Springer Medizin Verlag.

Margraf, Jürgen; Schneider, Silvia; Meinlschmidt, Gunther (2009): Lehrbuch der Verhaltenstherapie: Springer.

Meiser, Susanne (2017): Wie dysfunktional sind Dysfunktionale Einstellungen? Dysfunktionale Kognitionen und Depressionen im Kindes- und Jugendalter (Dissertation). Online verfügbar unter https://publishup.uni-potsdam.de/opus4-ubp/frontdoor/index/index/docId/41248, zuletzt geprüft am 12.02.2020.

Mühlberger, A.; Pauli, P. (2010): TAF-Tunnelangstfragebogen.

Nestmann, Frank (2013): Die alltäglichen Helfer: Theorien sozialer Unterstützung und eine Untersuchung alltäglicher Helfer aus vier Dienstleistungsberufen: Walter de Gruyter.

Neumann, Angelika (2005): Metakognitionen bei Zwangsstörungen (Dissertation). Online verfügbar unter https://www.researchgate.net/publication/37271706_Integration_und_Service_-_was_heisst_IKMZ, zuletzt geprüft am 12.02.2021.

Niemann, Dana (Hg.) (2019): Die Rolle des Partners und der Partnerin bei der Bewältigung arbeitsbedingter Belastungen: Springer.

Northouse, Laurel L. (1988): Social support in patients' and husbands' adjustment to breast cancer. In: *Nursing research*.

Perkonigg, Axel (1993): Soziale Unterstützung und Belastungsverarbeitung: Ein Modell zur Verknüpfung der Konzepte und Analyse von Unterstützungsprozessen. In: *Soziales Netzwerk und soziale Unterstützung (S. 115–127). Bern: Hans Huber.*

Perrez M (1985): Diagnostik in der Psychotherapie - Ein anachronistisches Ritual? In: *Psychol Rundschau* (36), S. 106–109.

Petermann, Franz; Eid, Michael; Bengel, Jürgen (2006): Handbuch der psychologischen Diagnostik. Göttingen: Hogrefe (Handbuch der Psychologie, / hrsg. von J. Bengel … ; Bd. 4). Online verfügbar unter http://elibrary.hogrefe.de/9783840919114/I.

Petzold, Theodor Dierk: Kommunikation, Zugehörigkeitsgefühl und Botenstoffe.

Rief, W.; Stenzel, N. (2012): Klinische Psychologie und Psychotherapie für Bachelor. Lesen, Hören, Lernen im Web. Berlin, Heidelberg: Springer (Springer-Lehrbuch Bachelor).

Röhrle, B. (1994): Soziale Netzwerke und Soziale Unterstützung. Beltz: Weinheim.

Sauerland, Martin (2018): Design your mind! Denkfallen entlarven und überwinden. Mit zielführendem Denken die eigenen Potenziale voll ausschöpfen. 2., korrigierte und erweiterte Auflage. Wiesbaden Germany: Springer Gabler.

Schreurs, Karlein M. G.; Ridder, Denise T. D. de (1997): Integration of coping and social support perspectives: Implications for the study of adaptation to chronic diseases. In: *Clinical Psychology Review* 17 (1), S. 89–112.

Schwarzer, Ralf; Warner, Lisa M. (2000): Stress, angst und Handlungsregulation.

Shapiro, Shauna L.; Lopez, Ana Maria; Schwartz, Gary E.; Bootzin, Richard; Figueredo, Aurelio J.; Braden, Carrie Jo; Kurker, Sarah F. (2001): Quality of life and breast cancer: relationship to psychosocial variables. In: *Journal of clinical psychology* 57 (s4), S. 501–519.

Shumaker, Sally A.; Brownell, Arlene (1984): Toward a theory of social support: Closing conceptual gaps. In: *Journal of social issues* 40 (4), S. 11–36.

Statista Research Department (2011): Angststörungen - Häufigkeit in der Bevölkerung. Bevölkerungsanteil mit Angststörungen. Online verfügbar unter https://de.statista.com/statistik/daten/studie/182616/umfrage/haeufigkeit-von-angststoerungen/, zuletzt geprüft am 17.02.2021.

Stöber, Joachim; Schwarzer, Ralf (2000): Angst. In: *36212745*.

Teichmann, H.; Meyer-Probst, B.; Roether, D. (1991): Risikobewältigung in der lebenslangen psychischen Entwicklung. Berlin: Verlag Gesundheit.

Uchino, Bert N.; Cacioppo, John T.; Kiecolt-Glaser, Janice K. (1996): The relationship between social support and physiological processes: a review with emphasis on underlying mechanisms and implications for health. In: *Psychological bulletin* 119 (3), S. 488.

Ullrich, Anneke; Mehnert, Anja (2010): Psychometrische Evaluation and Validierung einer 8-Item Kurzversion der Skalen zur Sozialen Unterstützung bei Krankheit (SSUK) bei Krebspatienten. In: *Klinische Diagnostik und Evaluation* 3 (4), S. 359–381.

Umberson, Debra (1992): Gender, marital status and the social control of health behavior. In: *Social science & medicine* 34 (8), S. 907–917.

Väänänen, Ari; Buunk, Bram P.; Kivimäki, Mika; Pentti, Jaana; Vahtera, Jussi (2005): When it is better to give than to receive: long-term health effects of perceived reciprocity in support exchange. In: *Journal of personality and social psychology* 89 (2), S. 176.

Wagner, Angelika C.; Iwers-Stelljes, Telse A.; Oerding, Judith; Paulsen, Inken (2012): Mentale Blockaden der Aufstiegskompetenz von Frauen. In: *Gruppendynamik und Organisationsberatung* 43 (3), S. 245–268.

Winkeler, Markus; Klauer, Thomas (2003): Inventar zur sozialen Unterstützung in Dyaden (ISU-DYA): Konstruktionshintergrund und erste Ergebnisse zu Reliabilität und Validität. In: *Diagnostica*.